I0059309

DÉPOT LÉGAL
Nᵒ 3226
1890

ÉTUDE

SUR LE

GAÏACOL IODOFORMÉ

SON EMPLOI DANS

LA TUBERCULOSE PULMONAIRE

LES BRONCHITES AIGUES ET CHRONIQUES

Dilatation des Bronches Bronchorrhées

PAR

A. SÉRAFON

PHARMACIEN A BORDEAUX

Te⁷⁷
659

BORDEAUX

IMPRIMERIE R. COUSSAU & F. COUSTALAT

20 — rue Gouvion — 20

1890

Te⁷⁷
659

TUBERCULOSE PULMONAIRE

BRONCHITES AIGUËS ET CHRONIQUES

Dilatation des Bronches Bronchorrhées

Traitement par le Gaïacol iodoformé.

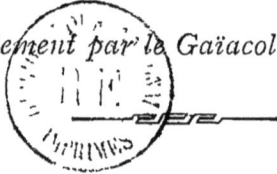

« Le gaïacol iodoformé rend les plus grands services dans le traitement de la tuberculose pulmonaire.

« Au premier degré,. il paraît arrêter l'évolution de la tuberculose et il semble agir de même au commencement du second degré, puisqu'il fait disparaître les craquements secs et même, dans certains cas, les craquements humides. Il diminue l'expectoration et la toux. Il arrête les hémoptysies et s'il existe des vomissements consécutifs aux quintes de toux, il les fait cesser. Il stimule aussi l'appétit et arrête la fièvre dans ces deux périodes du mal.

« Au second degré, le gaïacol iodoformé n'arrête pas l'évolution de la phtisie, mais il ralentit sa marche, diminue encore l'expectoration et la fièvre, stimule l'appétit et fait cesser les vomissements ainsi que la diarrhée. Les sueurs nocturnes sont aussi arrêtées par le médicament.

« Au troisième degré, les mêmes effets s'observent au point de vue symptomatique, mais le gaïacol iodoformé n'arrête pas la marche des ulcérations pulmonaires.

« Je ne puis dire que la guérison de la tuberculose soit obtenue, à l'un ou à l'autre des degrés de la maladie ; car, pour affirmer cette guérison, il faut, à mon sens, avoir suivi les malades pendant plusieurs années, peut-être au moins pendant dix ans et plus. Les statistiques thérapeutiques, qui annoncent la guérison de la phtisie pulmonaire à la suite de l'usage de telle ou telle autre médication, sont, suivant moi, dépourvues de toute valeur, si les malades n'ont pas été suivis pendant le temps que je viens d'indiquer. Mais, si je ne puis, en me mettant dans ces conditions, affirmer la guérison, je suis à même de dire que le gaïacol iodoformé arrête l'évolution du mal au premier degré et au commencement du second degré, et qu'il rend de réels services pendant toute la durée de l'affection.

« Dans la bronchite chronique, la dilatation des bronches et la bronchorrhée, le gaïacol iodoformé amène la guérison, dessèche les bronches et fait disparaître la fétidité des crachats.

« Par suite, le gaïacol iodoformé me paraît être un antiseptique précieux de l'appareil respiratoire. »

Telles sont les conclusions du remarquable mémoire publié par M. le docteur Picot (1), professeur à la faculté de médecine de Bordeaux, membre correspondant de l'Académie de Médecine, qui, le premier, a associé le gaïacol à l'iodoforme comme médicaments antiseptiques de l'appareil respiratoire. Voici les observations sur lesquelles les a basées cet éminent clinicien.

§'1. LE GAÏACOL IODOFORMÉ DANS LE TRAITEMENT DE LA PHTISIE PULMONAIRE

— X..., 28 ans (salle 15, n° 7), alcoolique, amaigri, tousse depuis deux mois; légère fièvre le soir. A craché du sang à trois reprises. Poitrine : *En avant* et à *droite :* diminution de sonorité, rudesse respiratoire, expiration très prolongée, pas de craquements. A *gauche :* mêmes signes. En *arrière*, à *droite :* sub-matité dans les fosses sus et sous-épineuses. Respiration soufflante avec craquements fins. Pectoriloquie aphone. A *gauche :* mêmes signes physiques. Toux fréquente, quinteuse; crachats 220 grammes par jour, purulents, contenant des bacilles. Appétit diminué, pas de diarrhée, sueurs nocturnes. Du 12 juillet au 1er août, le malade prend 4, puis 6 capsules de gaïacol iodoformé. Aucun trouble digestif, diminution de la toux et des crachats qui tombent à 100 grammes après huit jours, retour de l'appétit; cessation de la fièvre vers le 20 juillet, cessation des sueurs. Le malade quitte l'hôpital le 1er août, se disant guéri; il ne crache plus que 30 grammes et l'examen montre la disparition des craquements au sommet des poumons.

— Bonnemaison, 37 ans, journalier. Père mort d'hémorrhagie pulmonaire, mère bien portante; est entré salle 15, n° 25, le 9 juillet. Tousse depuis six mois, a craché du sang à deux reprises. Pas de fièvre, toux fréquente, crachats 150 grammes par jour; nombreux bacilles. Poitrine : *en avant*, à *droite :* Diminution de sonorité dans les trois premiers espaces intercostaux, craquements humides dans les deux premiers; *à gauche :* craquements humides sur la même hauteur. *En arrière*, à *droite :* diminution de sonorité dans les fosses sus et sous-épineuses,

---

(1) Picot, *Tuberculose pulmonaire, Bronchites chroniques, Dilatation des bronches, Bronchorrhées. Traitement par le Gaïacol iodoformé* (*Gazette hebdomadaire des Sciences Médicales de Bordeaux*, 9 *février, 1890*).

nombreux craquements dans la fosse sus-épineuse avec respiration soufflante, pectoriloquie aphone. A *gauche* : quelques rares
craquements. Appétit conservé, pas de diarrhée. Il prend du
gaïacol iodoformé pendant un mois; le médicament est bien
toléré; il amène rapidement la diminution de la toux et des crachats qui, au 20 juillet, ne sont plus que de 80 grammes par
24 heures. Le 2 août, il quitte l'hôpital, très amélioré; les craquements humides ont presque disparu partout.

— Laborde, 32 ans, entré le 3 juin 1889, salle 15, n° 31, faïencier.
Le malade a eu une pleurésie gauche le 7 avril. Elle a guéri par
des vésicatoires; mais, depuis cette époque, il tousse et crache
assez abondamment, 120 grammes par jour. Pas d'hémoptysie,
amaigrissement notable, sueurs nocturnes localisées plus spécia-
lement sur la poitrine. Peu d'appétit; ni vomissements, ni diarrhée.
Poitrine : En *avant* et à *droite* : diminution de sonorité dans les
trois premiers espaces; respiration saccadée, expiration très
prolongée. A *gauche* : sub-matité du deuxième espace au cin-
quième; respiration saccadée; à partir du troisième espace,
disparition presque complète du murmure vésiculaire. En *arrière*,
à *droite* : sonorité normale, rudesse respiratoire du haut en bas.
A *gauche* : sub-matité dans les fosses sus et sous-épineuses.
Diminution notable de la sonorité jusqu'à trois travers de doigt
au-dessous de l'angle inférieur de l'omoplate, où elle reparaît
normale. Du haut en bas, rudesse respiratoire avec nombreux
craquements secs. Dans la fosse sus-épineuse, bronchophonie et
pectoriloquie aphone.
Du 9 au 12 juillet, le malade prend deux capsules de gaïacol.
Aucun trouble digestif, pas de diarrhée; les sueurs nocturnes dis-
paraissent. A partir du 13 juillet, quatre capsules. Le résultat obtenu au 30 juillet est vraiment remarquable. La toux a presque
cessé; le malade ne crache plus, les bacilles ont beaucoup diminué; sonorité presque normale dans toute l'étendue de la poitrine,
diminution de la rudesse respiratoire, disparition des craquements.
En somme : amélioration totale, presque guérison.

— Catherine D..., domestique, 36 ans, entrée salle 6, n° 9, le
26 juin 1889. A craché du sang pour la première fois il y a trois
ans. En avril dernier, hémoptysies fréquentes et prolongées. Amaigrissement très prononcé, sueurs nocturnes. Appétit médiocre,
pas de vomissements, a eu la diarrhée, pendant 15 jours, dans ces
derniers temps.
Poitrine : En *avant* : diminution de sonorité des deux côtés; à
gauche : respiration saccadée avec expiration prolongée. En
arrière; à *droite* : diminution de sonorité dans les fosses sus et
sous-épineuses; rudesse respiratoire, expiration prolongée; quelques craquements humides, surtout après la toux. A *gauche* : état
à peu près normal. Crache peu, 60 grammes par jour; bacilles.
La malade prend du gaïacol iodoformé à partir du 1er juillet; le
supporte bien; pas de vomissements, pas de diarrhée. Le 16 juillet,
l'appétit est notablement augmenté. Le 31 juillet, on trouve la poitrine dans l'état suivant :
En *avant*, à *droite* : légère augmentation de durée de l'expiration, aucun râle, sonorité à peu près normale; à *gauche* : même
état. En *arrière*, à *droite* : légère diminution du murmure vésiculaire, aucuns craquements. A *gauche* : respiration à peu près normale. L'amélioration produite est donc très réelle. L'appétit est
revenu et les sueurs nocturnes ont disparu, la malade a engraissé.

— Anna G..., 24 ans, entrée salle 6, le 20 juin 1889. Elle vient à l'hôpital pour une toux qui a débuté il y a deux mois et qui, par la violence des quintes qu'elle détermine, amène des vomissements presque incessants. La malade vomit alors ses aliments, puis des matières glaireuses, puis encore des matières séro-muqueuses, plus ou moins teintées par la bile. Jamais elle n'a vomi de sang, jamais elle n'a eu d'hémoptysies. Elle tousse beaucoup et expectore des crachats muco-purulents ; bacilles. Père et mère morts, tuberculeux. La malade dit avoir maigri beaucoup ; la menstruation est restée régulière.

Poitrine : En *avant :* sonorité normale des deux côtés. A *droite :* rudesse respiratoire avec expiration prolongée. A *gauche :* état à peu près normal. En *arrière,* à *droite :* rudesse respiratoire dans les fosses sus et sous-épineuses; quelques rares craquements humides. A *gauche :* respiration forte, puérile. Du côté du tube digestif, indépendamment des vomissements signalés plus haut, on constate l'existence d'une diarrhée qui dure depuis deux mois et qui donne 4 à 5 selles par jour.

A partir du 4 juillet, la malade prend deux, puis quatre capsules de gaïacol iodoformé. Le 4, elle vomit deux heures après le repas du matin et celui du soir. Le 5, elle vomit de même. Le 6, pas de vomissements le matin, vomissements le soir, deux heures après le repas. Le 7, le 8 et le 9 même état. Le 10, suppression des vomissements qui ne reparaissent plus. En même temps, la diarrhée est allée diminuant et, le 12 juillet, elle s'est arrêtée. La médication a été continuée jusqu'au 31 juillet, époque où la malade est sortie de l'hôpital très améliorée, toussant beaucoup moins et débarrassée de ses vomissements et de sa diarrhée.

Les observations qui précèdent montrent suffisamment les bons effets que l'on peut obtenir dans le traitement de la tuberculose pulmonaire au moyen du gaïacol iodoformé. Dans ces observations, il s'agit de malades dont la lésion pulmonaire est au premier degré, ou au commencement du second degré et, chez qui, il existe par conséquent des signes non douteux de tuberculose. Chez eux, du reste, l'examen des crachats faits par M. de Labrunie, mon externe, a démontré la présence du baccille de Koch et, par suite, il n'y a aucun doute à concevoir au sujet du diagnostic. Or, nous voyons le gaïacol iodoformé être bien supporté par ces malades. Il ne leur fatigue pas l'estomac ; il ne donne ni vomissements ni envies de vomir ; il ne détermine pas de colliques, ni de diarrhée De plus, nous constatons la diminution et même la disparition de la toux, la diminution considérable de la quantité de crachats rendus, la diminution du nombre de bacilles dans ces crachats, la cessation de la fièvre et des sueurs nocturnes. En même temps, nous constatons aussi un changement notable dans les signes physiques et, en particulier, la disparition des craquements existant antérieurement. Enfin, chez tous ces malades, nous notons aussi une amélioration de l'appétit, la disparition des envies de vomir chez ceux qui les présentaient, un regain des forces et un retour de l'embonpoint. Par le fait, le gaïacol iodoformé a rendu ici des services signalés et d'autant plus remarquables que chacun sait combien il est difficile d'obtenir, dans les services hospitaliers, la plus légère amélioration chez les malades de cette catégorie. Certes, je n'ai pas la prétention de dire que les malades dont je viens de rapporter les observations doivent être considérés comme guéris. Il faudrait être dépourvu de toute expérience clinique pour avancer une telle proposition ; mais je puis dire qu'ils ont été très améliorés, que le gaïacol iodoformé a apporté un temps d'arrêt dans la marche de leur affection et qu'il a pu faire entrevoir une guérison possible. Tous les cliniciens raisonneraient ainsi, mais n'iraient pas plus loin, car ils savent combien sont rares les guérisons de la tuberculose.

Mais continuons nos observations.

— Ch. Jean, 41 ans, boulanger, entre salle 15, n° 30, le 20 juin. Il tousse depuis 1882, est notablement amaigri, a craché du sang un grand nombre de fois. Sueurs nocturnes. Appétit médiocre, pas de vomissements, diarrhée fréquente. Il expectore 250 grammes de crachats par jour; bacilles nombreux.

Poitrine : En *avant* et à *droite* : matité presque absolue dans les deux premiers espaces intercostaux. Respiration totalement couverte par des râles caverneux. A *gauche* : respiration rude, expiration prolongée. En *arrière*, à *droite* : matité compacte jusqu'à l'angle inférieur de l'omoplate, souffle caverneux avec gargouillement dans la fosse sus-épineuse; râles caverneux dans la fosse sous-épineuse. Bronchophonie, pectoriloquie aphone. A *gauche* : diminution de sonorité, respiration rude et saccadée, presque soufflante dans les fosses sus et sous-épineuses. Grande faiblesse du sujet. Fièvre, 38° 8, le soir.

Le 1er juillet, le malade est pris d'une hémoptysie de moyenne intensité. Il crache du sang rouge pendant tout l'après-midi; le 2, au matin, je lui fais donner quatre capsules de gaïacol iodoformé, bien que l'émoptysie continue et même ait un peu augmenté. Le médicament est bien toléré, il ne provoque rien du côté de l'estomac. Dans l'après-midi, l'hémoptysie diminue notablement; le 3, elle persiste encore le matin, mais très diminuée, et les erachats sanglants commencent à prendre une coloration noirâtre. L'hémoptysie s'arrête vers 9 heures du soir. Le 4, le malade continue la médication, il expectore encore dans la journée quelques crachats colorés. Tout est fini le 5, et il ne reste plus aucune trace de sang dans les crachats. Je fais continuer le gaïacol iodoformé. Du 5 au 15 juillet, le malade dit éprouver une notable amélioration, et de plus la fièvre a cessé; l'appétit est meilleur, les forces sont un peu revenues. Cependant, dans l'état de la poitrine, on ne constate aucune modification, seulement la quantité de l'expectoration a diminué et le malade n'expectore plus que 80 à 100 grammes par 24 heures. Le 20 juillet, il se trouve assez bien et sort de l'hôpital.

Cette observation est importante en ce sens qu'elle montre que, même chez un sujet dont la tuberculose est arrivée à la période des cavernes, non seulement le gaïacol iodoformé n'est pas nuisible, mais qu'il rend encore de réels services, puisqu'il diminue l'abondance de l'expectoration, qu'il arrête la fièvre et qu'il relève l'état général du sujet. Elle prouve de plus que ce médicament, grâce probablement à l'iodoforme qu'il contient, est excellent pour combattre les hémoptysies des tuberculeux. ·

— D. Henry, 26 ans, menuisier, entré salle 15, n° 38, le 25 juin. Pas d'antécédents héréditaires. Malade depuis trois mois; a eu une pleurésie à cette époque; tousse depuis lors. Pendant les huit jours qui ont précédé son entrée, il a craché du sang tous les jours, mais en petite quantité. Pâleur générale; amaigrissement. Toux fréquente et quinteuse; vomissements alimentaires après les quintes; diarrhée. Expectoration purulente, 150 grammes par jour; bacilles, fièvre le soir, 38°8, 39°2. *Poitrine :* En *avant,* à *droite :* diminution de sonorité dans les deux premiers espaces intercostaux; rudesse respiratoire, expiration prolongée, craquements humides nombreux. A *gauche :* sonorité presque normale; craquements humides nombreux dans les deux premiers espaces; au-dessous, rudesse respiratoire. En *arrière :* sonorité très diminuée des deux côtés dans les fosses sus et sous-épineuses; au-dessous, sonorité normale. A *droite :* rudesse respiratoire avec quelques craquements humides jusqu'à l'angle inférieur de l'omoplate; au-dessous, respiration puérile, bronchophonie et pectoriloquie aphone. A *gauche :* craquements très nombreux couvrant toute la respiration.

Le malade prend quatre, puis six capsules de gaïacol iodoformé par jour, à partir du 2 juillet 1889.

Les capsules sont bien supportées et, dès le troisième jour, elles ont fait disparaître les vomissements consécutifs aux quintes de toux ainsi que la diarrhée. Le 13 juillet, le malade tousse beaucoup moins; en réalité, la quantité de crachats rendus a diminué et la fièvre vespérale a baissé 38°, 38° 2. Malgré cette amélioration générale, la médication n'a toutefois pas arrêté la marche des lésions tuberculeuses; car l'examen, pratiqué le 31 juillet, fait constater les mêmes signes en avant de la poitrine et fait voir qu'en arrière, à droite comme à gauche, des cavernes se sont creusées dans les fosses sus et sous-épineuses. La maladie poursuit son cours pendant tout le mois d'août, amenant la cachexie et le sujet meurt le 5 septembre 1880.

Cette observation prise au hasard, au milieu d'un grand nombre d'autres, sensiblement analogues, me paraît suffisante pour établir les faits suivants :

Le gaïacol iodoformé n'arrête pas la marche des lésions tuberculeuses pulmonaires arrivées à la période de formation des cavernes; il n'arrête pas non plus l'agrandissement des ulcérations pulmonaires. Ce médicament, toutefois, est loin d'être inutile dans ces périodes de la phtisie, puisqu'il diminue, d'une part, la fièvre et, d'autre part, l'expectoration. Il possède la propriété d'arrêter les vomissements consécutifs aux quintes de toux. Chez les sujets atteints de diarrhée, il diminue cette diarrhée et la fait même disparaître. Il arrête rapidement aussi les hémoptysies de la tuberculose pulmonaire Dans une maladie aussi grave et aussi difficile à traiter que la tuberculose, son emploi rend donc des services importants, alors même que déjà la lésion pulmonaire est très avancée, puisqu'il permet l'alimentation des sujets atteints et qu'il entrave la désassimillation résultant des vomissements et de la diarrhée.

§ II. LE GAÏACOL IODOFORMÉ DANS LE TRAITEMENT DE LA BRONCHITE CHRONIQUE, DE LA DILATATION DES BRONCHES ET DE LA BRONCHORRHÉE.

Dans le traitement de la bronchite chronique, de la dilatation des bronches et de la bronchorrhée, le gaïacol iodoformé m'a toujours donné les meilleurs résultats. Il possède manifestement le pouvoir de diminuer les secrétions bronchiques, de faire disparaître leur fétidité et il guérit assez rapidement la bronchite chronique. Pour établir ces faits, je ne veux pas rapporter ici un nombre aussi grand d'observations dont la lecture serait fastidieuse. Toutes les observations que j'ai recueillies et qui sont au nombre de trente sont du reste sensiblement analogues. Je me contenterai donc des trois faits suivants :

— P., 35 ans, manetier, entre salle 15, n° 17, le 28 juin 1889. Père bien portant; mère morte à 62 ans d'une pneumonie. Depuis l'hiver, le malade est atteint d'une bronchite dont rien n'a pu le débarrasser. Il tousse beaucoup et expectore une grande quantité de crachats muco-purulents, 250 grammes par 24 heures Il n'a pas de fièvre, pas de sueurs nocturnes, pas de vomissements; il n'a pas craché de sang. Cependant il a maigri notablement, bien que son appétit soit bien conservé, qu'il digère bien et n'ait pas de diarrhée.

Poitrine : En *avant :* sonorité normale, un peu exagérée même des deux côtés; ronchus graves et nombreuses sibilances également des deux côtés. En *arrière :* sonorité normale, ronchus et sibilances; à partir de l'angle inférieur de l'omoplate, gros râles humides très nombreux. Les crachats ont été examinés à plusieurs reprises et, jamais, on n'y a trouvé de bacilles de Koch. Le diagnostic de bronchite chronique a donc été porté.

A partir du 4 juillet, le malade prend 4 capsules de gaïacol iodoformé. Il supporte très bien le médicament qui ne détermine aucun trouble du côté des voies digestives. Dès le 8 juillet, on voit diminuer notablement et la toux et l'expectoration dont la quantité tombe à 150 grammes par 24 heures. De jour en jour, cette

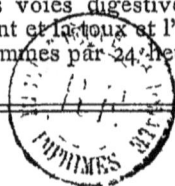

amélioration s'accentue davantage ; le 10, il n'y a plus que 80 grammes de crachats et les gros râles muqueux de la partie postérieure des poumons ont disparu et sont remplacés par des ronchus et des sibillances. Le 12 juillet, 45 grammes de crachats. Le 16, 28 grammes, les ronchus et les sibillances ont notablement diminué en arrière ; ils ont disparu en avant. Le 25, le malade ne tousse presque plus, il ne crache que 18 grammes. Enfin, le 28, il sort de l'hôpital, toussant encore de temps à autre, mais sans expectorer, et dans sa poitrine on n'entend plus aucun râle.

— M. R., habitant le Médoc, est venu me consulter le 2 juillet 1889 pour une toux qui date de deux ans et qui s'accompagne d'une expectoration abondante et muco-purulente. Le matin, le malade tousse énormément et il est obligé de rendre une quantité de crachats qu'il estime à un grand verre. Ces crachats du matin ont une odeur fétide. Dans le reste de la journée et dans la nuit, M. R... tousse également et expectore aussi, mais la quantité de crachats rendus est moins considérable et ces crachats ne sont pas fétides comme ceux du matin.

L'appétit est bon, pas de vomissements après la toux, pas de diarrhée ; l'embonpoint s'est assez bien conservé, malgré la longue durée de la maladie. Jamais il n'y a eu d'hémoptysie.

Poitrine ; En *avant :* Sonorité normale. Ronchus et sibillances, quelques gros râles muqueux ; En *arrière ; à droite :* vers l'angle inférieur de l'omoplate, souffle tubaire sur l'étendue d'une main ; au-dessous et au-dessus, ronchus, sibillances, râles muqueux à grosses bulles. A *gauche :* souffle tubaire à la moitié de la hauteur de la fosse sous-épineuse ; ronchus, sibillances, râles muqueux. Tout à fait à la base, sur la hauteur de trois doigts, nouveau souffle tubaire, sonorité normale dans toute l'étendue, à droite comme à gauche.

Le diagnostic porté a été : bronchite chronique avec dilatation des bronches et cavernes bronchectasiques. Toutefois, afin d'éviter toute erreur, j'ai fait chercher à plusieurs reprises les bacilles dans les crachats, et toujours le résultat a été négatif.

Le malade a été mis à l'usage du gaïacol iodoformé et j'ai conseillé de le continuer à la dose de quatre à six capsules par jour pendant un mois. Cette période écoulée, M. R... est revenu me voir et m'a donné les meilleures nouvelles.

La toux et l'expectoration ont notablement diminué ; la fétidité a disparu dans l'expectoration du matin qui est beaucoup moins abondante. L'examen de la poitrine a fait constater une grande diminution dans les ronchus, les sibillances et les râles muqueux ; bien entendu le souffle tubaire persistait dans les régions où je l'avais trouvé.

Depuis cette époque et sur mon conseil, M. R .. a continué à prendre le gaïacol iodoformé. Il en prend seulement deux par jour et quatre jours par semaine et, par ce moyen, il a obtenu une grande diminution de sa toux et de son expectoration. La fétidité des crachats du matin ne s'est plus reproduite.

— T..., 28 ans, arrimeur, entré salle 15, n° 6, le 1er juillet 1889. Le malade tousse depuis le mois d'avril ; il expectore une grande quantité, 450 grammes des crachats séro-muqueux. Bien portant jusque-là : pas d'antécédents héréditaires. Pas d'hémoptysies. A conservé à peu près son embonpoint. Pas de fièvre, pas de sueurs nocturnes ; se sent cependant très fatigué. Pas de bacilles dans les crachats. Appétit conservé. *Poitrine :* dans toute l'étendue, sonorité normale. Ronchus, sibillances. Râles muqueux de tous volumes. Le diagnostic porté a été : bronchite généralisée avec bronchorrhée.

Le 5 juillet, quand j'ai pu avoir une notion suffisante de la quantité des crachats rendus en 24 heures, j'ai fait donner quatre capsules de gaïacol iodoformé par jour. Le médicament est bien toléré ; il ne détermine aucun trouble du côté du tube digestif. Le 8, crachats 350 grammes ; le 9, 400; le 10, 330; le 11, 300; le 12, 360 ; le 13, 250 ; le 14, 280 ; le 15, 300 ; le 16, 160. On constate une légère diminution dans les râles muqueux. Le 17, 180 grammes; le 18, 120 ; le 19, 200; le 20, 115 ; le 21, 90. Les râles muqueux ont presque totalement disparu ; il reste des ronchus et des sibillances nombreux. Le 22, 112 ; le 23, 49 ; le 24, 60 ; le 25, 35 ; le 26, 17 ; le 27, 30. Les sibillances ont presque disparu ; il ne reste guère que quelques ronchus graves disséminés. L'état général du sujet est beaucoup remonté, il dit avoir recouvré toutes ses forces et demande à quitter l'hôpital. Je le fais rester encore quelques jours et l'expectoration, à peu près tarie, tombe à 12 et 15 grammes par 24 heures. Il quitte enfin l'hôpital, ne conservant plus que quelques rares ronchus dans la poitrine.

Comme je le disais plus haut, ces faits me semblent suffisants pour établir la valeur thérapeutique du gaïacol iodoformé dans le traitement de la bronchite chronique, de la bronchorrhée et de la dilatation des bronches ; ils parlent d'eux-mêmes et n'ont pas besoin d'être commentés.

Telles sont les observations de Monsieur le professeur Picot. Tout praticien comprendra leur valeur et verra qu'elles justifient la confiance de ce maître dans le traitement des maladies de l'appareil respiratoire, où le Gaïacol iodoformé joue le rôle d'un microbicide et d'un antiseptique de premier ordre.

DU GAIACOL IODOFORMÉ
(CAPSULES SÉRAFON).

Tous les médecins savent que la créosote est entrée largement dans le traitement des maladies de l'appareil pulmonaire, et en particulier dans celui de la tuberculose. Les travaux de MM. Bouchard et Gimbert ont contribué notablement à son emploi et, depuis lors, nombre de cliniciens ont vanté ses bons effets.

Il n'y a pas lieu de citer tous les travaux parus sur ce sujet. Je dirai cependant que Fraentzel a beaucoup insisté sur la valeur de ce médicament qui, suivant lui, relève l'appétit, diminue les troubles gastriques, la toux et l'expectoration, sans cependant amener la diminution des bacilles contenus dans les crachats. Toutefois, l'auteur avoue que sur 50 tuberculeux il y en a eu 24 chez qui l'administration de cette substance a dû être suspendue, en raison des accidents suivants : nausées (2 fois), vomissements et inappétence (4 fois), crampes d'estomac (6 fois), quintes de toux violentes, diarrhée (8 fois). J'ajouterai que Guttmann, qui a traité 52 phtisiques par la créosote, en a été fort satisfait.

« Pour mon propre compte, » dit M. le professeur Picot, « j'ai prescrit la créosote, dans mon service de clinique à l'hôpital Saint-André, pendant près de six ans, à un nombre considérable de malades. Tantôt j'ai donné le médicament sous forme de capsules, tantôt sous forme de vin créosoté. Or, je dois dire que, chez plus de la moitié des sujets, j'ai observé des accidents, plus ou moins sérieux, du côté de l'appareil digestif, accidents consistant en nausées, vomituritions, vomissements, diarrhée, qui m'ont forcé d'interrompre et même de supprimer totalement la médication créosotée. Malgré des tentatives d'accoutumance au médicament par la diminution des doses, tentatives répétées à quatre, cinq reprises, plus de la moitié des malades ne pouvaient le supporter. Quant aux phtisiques, chez qui la tolérance s'établissait bien, jamais je n'ai vu la créosote amener chez eux une diminution dans les vomissements. Ce que j'ai remarqué, c'est la diminution de la fièvre, de la toux et des crachats, ainsi que, chez un très petit nombre de sujets (environ 6 pour cent), une diminution notable dans les craquements perçus dans la poitrine. Ceux-là sortaient en réalité améliorés de mon service. Je crois donc que la médication par la créosote est très utile chez les tuberculeux qui tolèrent le médicament; mais ils sont assez rares ».

Or, en 1887, M. Sahli (1) est venu faire voir que, contrairement à la créosote de houille, la créosote de hêtre ne contient pas de phénol et que son principal élément constituant est le gaïacol; le second élément est le créosol.

Le gaïacol est l'éther méthylique de la pyrocatéchine; il a pour formule C^7, H^8, O^2. C'est un liquide huileux, incolore et très réfringent, d'une odeur aromatique spéciale très prononcée. Il est soluble dans 200 parties d'eau et se mélange bien à l'alcool, à l'éther et au sulfure de carbone. Ce serait, d'après M. Sahli, le principe actif de la créosote et il ne possèderait pas les propriétés irritantes de cette substance. Aussi, après avoir reconnu l'inconstance et l'impureté des créosotes du commerce, cet auteur a-t-il eu l'idée d'em-

(1) Sahli (*Corresp, Blatt. fur. Schw. Aerzte*, 15 octobre 1887).

ployer, au lieu de la créosote, le gaïacol, qui est un corps chimiquement pur et bien défini.

Chez les phtisiques, M. Sahli a donné le gaïacol après les repas et sous forme de potion. D'après ses expériences cliniques, l'auteur conclut que, dans la phtisie au début, le gaïacol calme les quintes de toux, facilite les crachats, diminue l'expectoration, augmente l'appétit et relève l'état général. Le goût et l'odeur du gaïacol sont moins désagréables que l'odeur et le goût de la créosote. Son usage, comme celui de cette dernière substance, doit être continué pendant plusieurs mois.

M. Fraentzel, qui a aussi employé le gaïacol dans un grand nombre de cas, a constaté aussi qu'il avait de réels avantages sur la créosote. Enfin M. Horner, de Zwickau, administre le gaïacol sous forme pilulaire. Les résultats sont excellents. Quand la maladie était à ses débuts ou peu avancée, il a obtenu la guérison et une grande amélioration dans les cas anciens. L'expectoration diminue beaucoup et même l'auteur a constaté une notable diminution dans la quantité de bacilles contenus dans les crachats.

On sait que l'*Iodoforme* a été découvert par Senillac en 1822, et que la première étude sérieuse de son action physiologique et de ses propriétés thérapeutiques est due à M. le Dr Maillard. Administré à l'intérieur et à doses modérées, de 10 à 20 centigrammes, il augmente l'appétit; mais, si la dose est portée d'un seul coup à 50 centigrammes, il peut produire des nausées, des vomissements et de la diarrhée. L'iodoforme est facilement absorbé et, d'après Righini, on le trouve facilement dans le sang, la sueur, le lait, les larmes, les urines, la bile, l'air expiré, l'eau de l'amnios et même le sang de la menstruation.

C'est en 1853 que Giovanni Righini a essayé pour la première fois l'iodoforme, dans le traitement de la tuberculose; plus tard, Moleschott le préconisa également. Mais ce fut surtout contre les tuberculoses locales qu'il fut employé. Mosetig, Gussenbauer, Leisrink, Mikuliez, Maske firent avec lui des pansements dans les tuberculoses osseuses et articulaires et obtinrent des guérisons rapides. De même, dans les cas d'abcès froids, dans ceux d'adénite scrofulo-tuberculeuse, employé comme moyen de pansement ou bien encore en injections parenchymateuses, ce médicament a rendu de très grands services. Enfin, dans ces derniers temps, on est allé jusqu'à s'en servir dans le traitement chirurgical de la péritonite tuberculeuse et de nombreux succès lui sont dus. Ce médicament paraît donc doué de propriétés spécifiques contre les processus fougueux et tuberculeux.

En 1888, M. Gustewen Ruyter, continuant ses études sur l'iodoforme, a montré que, par lui-même, il ne jouit pas de propriétés anti-parasitaires, mais qu'au contact des liquides de l'organisme, ou bien quand il est en dissolution, il se décompose et donne alors naissance à des produits microbicides. C'est ainsi que des plaies faites à des rats ou à des cobayes et ensemencées avec des cultures septiques étaient mortelles, quand on les saupoudrait simplement d'iodoforme, tandis qu'elles guérissaient, quand elles étaient traitées par la solution éthéro-alcoolique de cette substance.

En 1888, MM. Chauvin et Jaurissenne ont présenté au Congrès de la tuberculose les résultats qu'ils ont obtenus dans le traitement de la phtisie par l'iodoforme. Diminution de l'expectoration et des sueurs, retour de l'appétit et des forces, réapparition de l'embonpoint furent les premiers résultats qu'ils constatèrent. Dans neuf cas de tuberculose des sommets, à la première période, ils ont vu survenir rapidement une guérison réelle ou apparente. Chez un sujet atteint de tuberculose aiguë, caractérisée par la sub-matité des deux sommets, les crachats purulents, les hémoptysies, la présence du bacille Koch, l'anorexie, la fièvre, les sueurs nocturnes et le dépérissement, le traitement par l'iodoforme a donné un résultat complet. Ces auteurs attirent aussi l'attention du Congrès sur la possibilité d'enrayer, au moyen de l'iodoforme, la marche de la tuberculose au début de la deuxième période, quand commence le ramollissement des masses tuberculeuses. Des cas favorables se sont montrés à leurs observations.

Enfin, à part les périodes extrêmes de la maladie, ils pensent encore que, quand le ramollissement existe, si le malade n'est pas trop affaibli, l'iodoforme est très utile pour diminuer et modifier les excrétions pulmonaires et ils citent à l'appui des observations qui sont très encourageantes.

Les mêmes auteurs ont essayé l'iodoforme dans le traitement des hémoptysies et ils ont obtenu des succès vraiment remarquables avec ce médicament. Ils considèrent donc l'iodoforme comme supérieur à l'ipécacuanha, à l'ergotine et aux astringents, pourvu que l'estomac soit en bon état. Ils insistent sur la nécessité qu'il y a de ne donner que de petites doses (cinq centigrammes à dix centigrammes chaque fois). Enfin ils pensent que le médicament agit en modifiant le tissu des vaisseaux et la muqueuse broncho-pulmonaire. Suivant eux, sa volatilité contribue peut-être à créer une atmosphère modificatrice au fond des alvéoles.

C'est en se basant sur ces différents travaux relatifs à la créosote, au gaïacol et à l'iodoforme que M. le professeur Picot a eu l'idée d'associer le gaïacol à l'iodoforme dans le traitement de la tuberculose pulmonaire. Pour administrer facilement ces deux médicaments, il m'a prié de préparer des capsules de gaïacol iodoformé. L'iodoforme se dissout en petite proportion dans le gaïacol et chacune des capsules, dont il a donné de deux à quatre ou six par jour, avant le repas, contient o gr. o5 centigrammes de gaïacol absolu, et o gr. o3 centigrammes d'iodoforme chimiquement pur.

Depuis lors, de nombreux médecins ont essayé les capsules Sérafon au Gaïacol iodoformé et voici les résultats qu'ils en ont obtenus.

OPINION DU CORPS MÉDICAL SUR LES CAPSULES SÉRAFON AU GAIACOL IODOFORMÉ

Saint-Cybardeau (Charente), 23 Avril 1890.

Monsieur,

Le 13 Mars écoulé, vous m'avez envoyé 2 flacons de vos capsules Sérafon au Gaïacol iodoformé. Je m'en suis très bien trouvé...

Dr AMIAUD.

Argelès-sur-Mer (Pyrénées Orientales), 25 Avril 1890.

J'ai l'heureuse satisfaction de vous dire que j'obtiens des résultats surprenants par l'usage de vos capsules Sérafon au Gaïacol iodoformé, notamment dans les *affections chroniques* de la *poitrine*. Je vous assure que je saisirai toutes les occasions pour prescrire votre médicament...

Dr PRADEL.

Mosnes (Indre-et-Loire), 1er Mai 1890.

J'emploie depuis quelque temps vos capsules Sérafon au Gaïacol iodoformé et j'en suis très satisfait surtout dans les *affections tuberculeuses* de la *gorge*.

Je vous prie de m'en envoyer ...

Dr J. BARRÉ.

Saint-André-de-Valborgne (Gard), Mai 1890.

Monsieur Sérafon,

Je n'ai pas encore une longue expérience au sujet de l'usage de vos capsules au Gaïacol iodoformé; mais les essais que j'ai déjà faits avec ce produit sont des plus encourageants.

Vos capsules sont très bien conditionnées et d'une composition tout à fait rationnelle, grâce à l'association du Gaïacol, principe actif de la créosote, cet antiseptique spécial des voies respiratoires, et de l'iodoforme dont les propriétés désinfectantes et dépuratives sont depuis longtemps éprouvées.

Cette *préparation* me paraît *supérieure* à celles qui sont à *base* de *créosote* et m'a donné les meilleurs résultats, dans les quelques cas où je l'ai employé : *Bronchite muco-purulente fétide* et *phtisie pulmonaire à la première période.*

Je suis donc partisan résolu de votre spécialité.

Dr G. CARRIÈRE.

Saint-Jean-de-Buèges (Hérault), Mai 1890.

Je m'empresse de vous faire savoir que les résultats que j'ai obtenus avec vos précieuses capsules Sérafon ont été tellement satisfaisants auprès d'un de mes malades atteint de *Bronchite chronique* à la suite d'*Influenza*, que je vous prierai de vouloir bien m'en adresser un second flacon afin d'expérimenter, à prochaine occasion, un produit si efficace que le vôtre et si utile dans les affections des voies aériennes.

Dr G. DE MESSIMY.

Mélisey (Haute-Saône), Mai 1890.

J'ai l'honneur de vous faire savoir que les résultats que j'ai obtenus par vos capsules au Gaïacol iodoformé ont été très satisfaisants. Il est donc très probable que j'en continuerai l'usage pour le malade que je traite et pour d'autres atteints de maladies semblables.

Dr GRISEY.

Chabris (Indre), Mai 1890.

J'ai employé l'un des deux flacons que vous m'avez adressés. Il s'agissait d'un cas de bronchite subaiguë, tenace, à marche extrêmement irrégulière. Vos capsules Sérafon m'ont semblé produire un résultat favorable. La malade (qui est institutrice communale) va mieux. Quoique n'étant pas totalement rétablie, elle a pu reprendre ses occupations interrompues depuis environ deux mois.

Dr PATRIGEON.

Cuges (Bouches-du-Rhône), Mai 1890.

Monsieur Sérafon,

J'ai été très satisfait de l'essai que j'ai fait de vos capsules au Gaïacol iodoformé sur deux malades atteints de pneumophymie.

Recevez mes félicitations les plus sincères pour votre bonne préparation.

Dr CANAZZI.

Gergy (Saône-et-Loire), mai 1890.

Ayant déjà employé un flacon de vos capsules Sérafon et en ayant retiré d'excellents résultats sur une personne atteinte depuis des *années* d'une bronchite chronique, je voudrais bien pouvoir continuer le traitement par de nouveaux échantillons, et soyez assuré que je me ferai un devoir de les propager.

Dr ALIX.

Cysoing (Nord), juin 1890.

J'ai expérimenté vos capsules Sérafon. Les premières ont paru être assez difficilement tolérées par la malade; mais, depuis trois jours, j'ai pu arriver à lui en faire prendre 4 et elle est assez disposée à leur attribuer un regain d'appétit.

Voulant continuer l'expérimentation, je vous prie... etc.

Dr MEURISSE.

Orléans (Loiret), juin 1890.

J'ai expérimenté vos capsules Sérafon sur une malade. J'ai obtenu une amélioration sérieuse; ainsi, les nuits, en général, sont bonnes maintenant, et ne sont plus entrecoupées par de violents et impérieux accès de toux.

Vous savez combien les affections auxquelles s'adresse votre médicament sont rebelles et tenaces, aussi, faut-il y mettre du courage et de la persévérance.

Dr MARTIN,
39, rue Jeanne-d'Arc.

Montmorillon (Vienne), juin 1890.

Monsieur Sérafon,

Après lecture du remarquable article du Dr Picot, paru récemment dans un journal de Bordeaux, je suis très partisan de l'emploi du —

Gaiacol iodoformé, lequel, du reste, m'a déjà rendu service. Désirant en faire plus largement l'expérience, je viens vous prier de vouloir bien m'expédier....

Dr LHUILLIER.

Mézin (Lot-et-Garonne), juillet 1890.

Vos capsules Sérafon, dans un cas de *bronchite chronique très invétérée*, me paraissent produire un excellent effet. L'association du Gaiacol et de l'Iodoforme, est, je crois, une heureuse conception. Je ne puis, sur cette seule expérience, hasarder un jugement définitif, mais j'ai obtenu beaucoup plus qu'avec tout ce qu'on préconise en pareil cas.

Dr LUZAREY.

Manchecourt (Loiret), juillet 1890.

J'ai l'avantage de vous faire part du bon résultat obtenu avec les capsules Sérafon dont je serais désireux de continuer l'emploi.

Dr RAYNAUD.

Saint-Cloud (Seine-et-Oise), juillet 1890.

J'ai essayé l'échantillon de capsules Sérafon que je vous avais demandé fin mai dernier et m'en suis bien trouvé. Vos capsules m'ont paru d'absorption facile et bien tolérées par l'estomac. Quand à leur efficacité thérapeutique, je crois qu'elle est réelle.

Dr CHAUDÈZE.

Saint-Claud-sur-le-Son (Charente), juillet 1890.

J'ai expérimenté vos capsules Sérafon. J'en suis très satisfait et vous prie de m'en envoyer par retour du courrier.

Dr CHEYROU-LAGRÈZE,

Lussac (Lot-et-Garonne).

Monsieur Sérafon,
Je vous prie de m'expédier deux nouveaux flacons de vos capsules au Gaiacol iodoformé, pour continuer sur un nouveau malade mes observations qui sont très satisfaisantes chez ceux qui suivent déjà ce traitement.

Dr DE MONTESQUIOU.

Payrac (Lot), juillet 1890.

Vous avez bien voulu m'envoyer il y a un mois environ, et sur ma demande, deux flacons de vos capsules au Gaiacol iodoformé Je les ai administrées à un malade atteint de *gangrène pulmonaire* et dont la situation me paraissait presque désespérée. Je suis heureux, M. Sérafon, de pouvoir vous annoncer que vos capsules ont produit chez ce malade une amélioration absolument inespérée. L'action du médicament s'est rapidement manifestée par une diminution très appréciable de la toux et de l'expectoration, par la désinfection complète des crachats et surtout par le retour de l'appétit.

La situation de ce malade a donc été rapidement améliorée; et, non seulement cette amélioration s'est maintenue, mais encore elle va progressant tous les jours, à tel point que je commence a compter sur la guérison du malade qui, sans vos capsules, me paraissait voué a une mort certaine et prochaine.

Désirant continuer l'expérimentation, je vous prie. ...

Dr MIFFRE.

Bréhémon (Indre-et-Loire), septembre 1890.

J'ai donné vos capsules Sérafon à deux malades atteints de *bronchite chronique scrofuleuse* et à un troisième malade atteint de *tuberculose* au début.

Très satisfait de votre préparation, je désire en continuer l'expérimentation et vous prie... .

Dr SAINT-MARTIN.

Payrac (Lot), 26 octobre 1890.

Monsieur Sérafon,

Veuillez excuser le retard que j'ai mis a vous faire connaître le résultat définitif de l'expérimentation entreprise, grâce à vos envois gracieux, sur l'action de vos capsules au Gaïacol iodolormé dans un cas de gangrène pulmonaire.

Je suis heureux, Monsieur, de vous dire que ce résultat a été des plus satisfaisant, puisque mon malade est entièrement guéri. Le mérite de cette guérison absolument inespérée après l'insuccès des divers traitements employés, vous revient tout entier. Tout autre médicament, en effet, a été suspendu pendant l'administration de vos capsules dont l'efficacité est ainsi justement établie.

Dr MIFFRE.

Toutes ces observations se passent de commentaires. Elles établissent d'ores et déjà que les **Capsules-Sérafon** au gaïacol iodoformé sont d'une grande valeur et qu'elles constituent le médicament le plus précieux dans le traitement des maladies aiguës ou chroniques de l'appareil respiratoire La bronchite aiguë, la bronchite chronique, la bronchorrhée, sont guéries rapidement par les **Capsules Sérafon** au gaïacol iodoformé.

Dans la dilatation des bronches, elles ont la plus grande utilité, puisqu'elles diminuent la sécrétion bronchique et qu'elles font disparaître la fétidité des crachats. Les laryngites simples et même les laryngites tuberculeuses y trouvent un médicament des plus efficaces. Elles peuvent même amener la guérison de la gangrène pulmonaire.

Enfin, dans la tuberculose, elles rendent les services les plus signalés, amenant la guérison quand elle est encore possible, diminuant la toux, les crachats, les sueurs nocturnes, la fièvre, ramenant l'appétit et l'embonpoint, arrêtant les vomissements, la diarrhée et les hémoptysies. Elles ont surtout pour résultat d'arrêter la marche du mal et des lésions graves du poumon.

A tous ces titres, elles sont l'antiseptique par excellence de l'appareil respiratoire.

Les **CAPSULES SÉRAFON** au gaïacol iodoformé, se prennent à la dose d'une capsule, cinq minutes avant chaque repas, pendant les trois premiers jours, puis a la dose de deux, trois et quatre capsules, cinq minutes avant chaque repas. Elles sont bien tolérées et ne déterminent ni vomissements, ni diarrhée.

Se trouvent dans toutes les Pharmacies.

Bordeaux. — Imp. R. Coussau & F. Coustalat, rue Gouvion, 20.

121

www.ingramcontent.com/pod-product-compliance
Lightning Source LLC
Chambersburg PA
CBHW070230200326
41520CB00018B/5797